AF456576

MÉMOIRE

SUR LA

VENTE DES MÉDICAMENTS

PAR

LES VÉTÉRINAIRES.

PUBLIÉ

PAR L'ASSOCIATION PHARMACEUTIQUE
DE BELGIQUE.

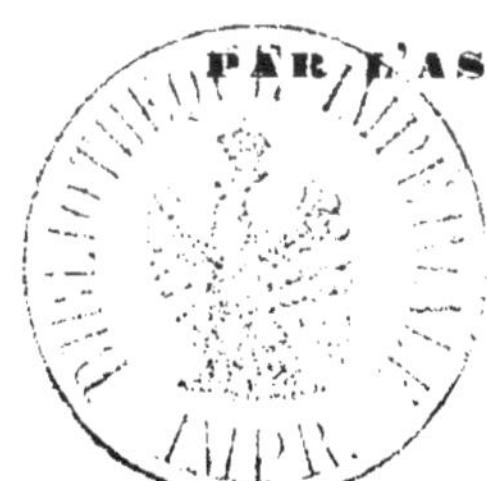

ANVERS,

IMPRIMERIE DE L. J. DE CORT, FOSSÉ-AUX-CRAPAUDS.

1847.

MÉMOIRE

SUR LA

VENTE DES MÉDICAMENTS,

PAR LES VÉTÉRINAIRES.

Le projet de loi sur l'exercice de la médecine vétérinaire, que M. le Ministre de l'intérieur a présenté à la Chambre des Représentants, dans la séance du 13 novembre 1846, renferme une disposition qui, si elle était admise, porterait atteinte aux droits des pharmaciens, serait préjudiciable aux intérêts bien compris de l'agriculture et dangereuse pour la santé et la sécurité publiques.

Avant de présenter son projet, le Gouvernement, voulant s'entourer de quelques lumières, a demandé l'avis des Conseils provinciaux et celui de l'Académie de médecine. Nous regrettons que les commissions médicales provinciales n'aient pas été consultées sur cette question importante; bien mieux que les conseils provinciaux et l'Académie de médecine, les commissions connaissent l'état et les besoins des professions médicales ; bien mieux que ces corps, elles peuvent indiquer les garanties et les mesures de précaution que réclame l'intérêt des populations.

Nous croirions manquer aux devoirs que nous impose le mandat que nous avons reçu des pharmaciens belges, si nous négligions d'appeler l'attention du Gouvernement et des Chambres sur la portée de l'article 36 du projet de loi sur l'exercice de la médecine vétérinaire. Nous espérons prouver que les pharmaciens seuls possèdent aujourd'hui le droit de préparer et de vendre les médicaments destinés aux animaux domestiques, et que ce droit exclusif doit leur être conservé, si on ne veut que la loi produise des effets diamétralement opposés au but que le Gouvernement paraît s'être proposé.

Malgré les progrès immenses que la médecine vétérinaire a faits, comme science, depuis un demi-siècle, progrès que nous sommes loin de contester, la législature n'a pas jusqu'ici doté la profession hippiatrique d'une loi organique, réglant les droits et les devoirs de ceux qui l'exercent ; aussi la pratique de l'art vétérinaire se trouve-t-elle encore aujourd'hui dans le domaine public : il suffit à un maréchal ou à un berger ignorant, au rustre le plus grossier, de prendre une patente, pour avoir le droit de traiter les animaux domestiques à l'égal des vétérinaires sortis des écoles d'Alfort, d'Utrecht ou de Cureghem.

Aucune loi n'a donc accordé aux vétérinaires des droits ou des priviléges spéciaux ; et cependant nous voyons aujourd'hui ces artistes revendiquer comme un droit légitimement acquis, celui de préparer et de vendre des médicaments, quoique les lois aient toujours exclusivement réservé ce droit aux pharmaciens, sauf les exceptions établies, pour certains cas et sous certaines réserves, en faveur des médecins, des chirurgiens et des officiers de santé.

Pour le prouver, nous n'aurons pas recours aux ordonnances et édits rendus avant la réunion de la Belgique à la France, parce que, avant cette époque, l'exercice de la médecine vétérinaire se trouvait abandonné aux mains des empiriques ; nous aborderons donc immédiatement la loi du 21 germinal an XI.

L'article 25 de cette loi porte :

« Nul ne pourra obtenir de patente pour exercer la profession de » pharmacien, ouvrir une officine de pharmacie, *préparer*, *vendre* » *ou débiter* AUCUN *médicament*, s'il n'a été reçu suivant les formes » voulues jusqu'à ce jour, ou s'il ne l'est dans l'une des écoles de » pharmacie ou par l'un des jurys, suivant celles qui sont établies » par la présente loi, et après avoir rempli les formalités qui y sont » prescrites. »

L'article 36 de la même loi défend sévèrement tout débit au poids médicinal (c'est-à-dire toute vente en détail). Cette défense de vendre au poids médicinal est une *prohibition générale* qui s'applique *à tous autres* que les pharmaciens, à qui *seuls* cette vente est permise, comme l'ont décidé la Cour de Cassation de France (affaires Aldias, 2 mars 1832 et Leguen Kneizon, 7 juin 1833) et la Cour royale de Paris (affaire Wiesecke).

La loi du 12 mars 1818 qui, dans notre pays, a remplacé la loi du 21 germinal, a consacré le même principe. Voici comment s'exprime l'article 17 :

« AUCUN MÉDICAMENT COMPOSÉ, SOUS QUELQUE DÉNO- » MINATION QUE CE SOIT, ne pourra être vendu ou offert en » vente que par des personnes qui y sont autorisées par les lois ou » par Nous, et conformément aux instructions à émaner à ce sujet, » à peine d'une amende de cinquante florins. »

Cet article est formel; la défense s'applique à tout médicament composé quelconque, par conséquent aussi bien aux remèdes à l'usage de la médecine vétérinaire qu'à ceux destinés à l'homme.

Les instructions auxquelles l'article 17 renvoie, ont été approuvées par arrêté royal du 31 mai 1818 ; elles tracent les règles d'après lesquelles les médecins, les chirurgiens de ville, les chirurgiens de campagne, les pharmaciens, les sages-femmes et les droguistes devront se conduire dans l'exercice de leur profession, et déterminent d'une manière plus spéciale les attributions, les droits et les devoirs attachés à chacune des branches de l'art de guérir ; or, ces instructions ne font aucune mention des vétérinaires ; le législateur les a laissés confondus dans la catégorie des personnes non autorisées à vendre des médicaments, et depuis cette époque aucune loi n'est venue lever en leur faveur la défense générale et absolue de vendre des médicaments, que la loi a faite à toute personne non autorisée par les instructions du 31 mai 1818.

Des médecins vétérinaires, sentant combien l'article 17 est formel, ont essayé d'échapper à la disposition qu'il consacre, en prétendant qu'elle n'est applicable qu'aux médicaments destinés à l'homme. Pour soutenir cette thèse, ils se basent sur le considérant de la loi, conçu en ces termes :

« Ayant pris en considération qu'il est nécessaire de régler tout » ce qui concerne les différentes branches de l'art de guérir, de la » manière la plus propre à favoriser l'influence salutaire de cet art » sur la vie et la santé de nos sujets, et à ce que cette influence se » fasse sentir, autant qu'il est possible, d'une manière uniforme dans » toutes les parties de notre royaume, etc. »

Ce considérant prouve clairement, disent les vétérinaires, que la loi ne se rapporte qu'à ce qui concerne les *sujets* du Roi ; or, comme les chevaux, les bœufs, les ânes, les porcs, etc. ne peuvent être considérés comme sujets de Sa Majesté, il s'en suit que la loi n'a pas entendu régler la vente des médicaments destinés à ces quadrupèdes.

A cet argument, qui n'a rien de sérieux, nous répondrons :

1° Que les considérants d'une loi ne peuvent servir qu'à expliquer les dispositions qui laisseraient quelque doute sur les intentions du législateur, mais qu'elles n'ont aucune force lorsqu'ils sont en opposition avec des dispositions formelles de la loi même.

2° Que tout ce qui concerne la vente des médicaments, qui presque tous sont plus ou moins vénéneux, intéresse la santé et la vie des habitants, à quelque usage que ces médicaments et ces poisons soient destinés.

3° Que si l'interprétation des vétérinaires était admise, la vente des médicaments et des poisons, de même que l'exercice de la médecine, de la chirurgie, etc., serait permise au premier venu, pourvu qu'il se bornât ou prétendît se borner à ne donner des soins médicaux et chirurgicaux, ou à ne vendre des médicaments et des poisons qu'aux étrangers, qui, eux non plus, ne sont pas sujets du roi, ou à ne débiter ces médicaments et ces poisons que pour tout autre usage que celui de la médecine. On verrait alors s'ouvrir une foule de pharmacies vétérinaires, de pharmacies allemandes, anglaises, françaises, hollandaises, etc. ; on verrait vendre librement et sans contrôle les substances vénéneuses destinées à l'industrie, etc.

On a prétendu aussi que les vétérinaires ont été autorisés à vendre des médicaments, par l'arrêté ministériel du 12 mai 1819 et par l'arrêté royal du 26 juillet 1841.

Il est vrai que dans ces arrêtés il est question de médicaments fournis par les vétérinaires, mais ils ne contiennent aucune disposition qui accorde d'une manière expresse le droit que ces artistes veulent s'arroger.

Ces arrêtés ne concernent pas les vétérinaires en général, mais seulement ceux qui sont fonctionnaires du Gouvernement ; ils ne sont pas applicables en tout temps, mais seulement en cas de maladie contagieuse; ils ne parlent pas de la fourniture de tout médicament quelconque, mais seulement des médicaments *nécessaires*, c'est-à-dire, comme l'a prouvé M. le chevalier de Le Bidart de Thumaide, des médicaments fournis en cas de nécessité. Si l'autorisation de fournir des médicaments existait réellement, toutes ces restrictions la réduiraient à si peu de chose qu'elle deviendrait tout à fait illusoire.

Ces arrêtés ne peuvent être considérés que comme des instructions administratives semblables à celles que le Gouvernement donne fréquemment à ses agents, et non comme des actes organiques; car on ne peut admettre que le Gouvernement ait voulu déroger à une loi, pour enlever à la pharmacie un droit qu'elle a possédé de temps immémorial, pour l'accorder à la médecine vétérinaire, alors que jusqu'ici il n'a pas même cru devoir doter cette profession d'une organisation définitive.

Ces arrêtés fussent-ils aussi explicites qu'ils le sont peu, eussent-ils la portée que les vétérinaires voudraient leur donner, n'en seraient pas moins nuls et inconstitutionnels, parce que, d'après l'article 67 de la constitution, un arrêté ministériel ni même un arrêté royal, ne peut suspendre les lois ni dispenser de leur exécution.

Donc l'article 17 de la loi du 12 mars 1818 reste entier, et les pharmaciens seuls possèdent le droit de préparer et de vendre les médicaments destinés aux bestiaux. A l'appui de ce que nous avançons, nous pouvons citer les opinions de deux jurisconsultes distingués, M. le chevalier de Le Bidart de Thumaide(1) et M. De Damery, avocat à Liége(2), et l'avis de la Commission médicale de la province d'Anvers qui, par sa lettre en date du 2 décembre 1845, adressée à la Société de pharmacie d'Anvers, reconnut pleinement les droits des pharmaciens.

---

(1) *Des améliorations que réclame la législation pharmaceutique belge.*

(2) *De la législation pharmaceutique et des réformes à y introduire.*

Cependant les vétérinaires ne se sont pas fait faute de réclamer ce qu'ils appellent leurs *droits acquis par un usage immémorial;* à les entendre, il serait injuste de leur enlever leurs privilèges, pour la seule raison qu'ils en ont joui sans conteste pendant de longues années.

On sait que tous les vétérinaires n'ont pas profité de la licence qui s'est introduite dans l'exercice des professions médicales, et de la tolérance des autorités, pour s'emparer de la fourniture des médicaments, beaucoup de ces artistes n'en ont jamais fourni; l'usage qu'ils invoquent n'a donc jamais été général, et si cet usage créait quelque droit, ce droit devrait être conservé aux uns, tandis qu'il devrait être refusé aux autres. Mais, nous croyons avoir prouvé que les lois ont toujours défendu aux vétérinaires, comme à toute autre personne non autorisée, de préparer et de vendre des médicaments; par conséquent, cet usage ne peut avoir été qu'une suite de contraventions aux lois sur la matière, contraventions, qui loin de constituer un titre à la bienveillance de la législature, seraient peut-être de nature à conduire les contrevenants devant la police correctionnelle.

Que le Gouvernement et les Chambres veuillent donc ne pas perdre de vue que si le projet, que M. le Ministre a présenté, recevait force de loi, on enlèverait aux pharmaciens un droit qu'ils ont toujours possédé pour le donner aux vétérinaires, qui ne peuvent faire valoir aucun titre à l'obtention de la faveur toute gratuite qu'on voudrait leur accorder.

Le débit des médicaments vétérinaires est pour beaucoup de pharmaciens une ressource indispensable; ce ne sont pas ceux qui se trouvent établis dans de grandes villes auxquels la vente de ces remèdes pourrait être profitable : il en résulterait pour eux plus de charges que de bénéfices; mais pour les pharmaciens des petites villes et des communes rurales, la question sur laquelle la législature va se prononcer est une question de vie ou de mort. Les ressources qu'ils trouvent dans le débit des médicaments destinés aux animaux, forment l'appoint à l'aide duquel ils parviennent à vivoter modestement, malgré les pertes que leur a fait essuyer la disposition de la loi de 1818, qui permet aux médecins et aux chirurgiens de campagne de préparer et de vendre des médicaments à leurs malades. Leur enlever cette ressource serait réduire le plus grand nombre d'entre eux à la misère. Nous espérons que le Gouvernement et les Chambres ne voudront pas consacrer un acte aussi inique, et qu'on ne continuera pas toujours à offrir la pharmacie en holocauste aux professions voisines. Les pharmaciens n'ont jamais convoité les attributions des autres professions médicales ; contents de leur lot, ils n'ont demandé qu'à jouir en paix des droits qui résultent de leurs attributions naturelles; mais depuis trente ans, pour satisfaire la cupidité de ceux qui enviaient les modestes bénéfices que procure l'exercice de la pharmacie, on a enlevé à notre profession tant de prérogatives, sous toutes sortes de prétextes, qu'on l'a réduite à l'état déplorable dans lequel elle se trouve aujourd'hui. La dépouiller davantage serait l'anéantir complétement.

Encore s'il y avait quelque utilité à investir les vétérinaires du droit qu'ils réclament ; mais non, l'intérêt de l'humanité ni le bien-être de l'agriculture n'y sont nullement intéressés. Au contraire, ces intérêts majeurs exigent que les droits des pharmaciens soient respectés.

Pour que la médecine vétérinaire remplisse le but pour lequel elle a été instituée, il faut de toute nécessité que les médicaments qu'elle emploie soient bien préparés; car, non seulement les remèdes de mauvaise qualité ou mal préparés sont inefficaces contre le mal qu'il s'agit de combattre, mais ils produisent souvent des effets tout à fait contraires à ceux que le médecin attend de sa médication.

La préparation des médicaments exige des connaissances profondes qui ne s'acquièrent que par de longues études théoriques et pratiques ; ces connaissances, le pharmacien seul les possède, et ce n'est qu'en consacrant sa vie entière à l'étude qu'il parvient à suivre le mouvement rapide des sciences qui se rapportent à sa profession. Les vétérinaires prétendent qu'eux aussi possèdent les connaissances profondes et étendues que réclame l'exercice de la pharmacie. Cette prétention a de quoi étonner, quand on réfléchit que ce n'est qu'à Cureghem que ces artistes ont pu apprendre la pharmacie, qu'ils ne passent à cette école que trois ou quatre années, et que pendant ce peu de temps, ils ont eu à acquérir une foule d'autres connaissances qui leur sont plus indispensables que celles qui se rapportent à la pharmacie. En effet, qu'on consulte le programme des cours qui se donnent à l'École vétérinaire,(1) on verra qu'on y enseigne la physique, la chimie, la botanique, l'agronomie, l'anatomie descriptive et comparée, l'anatomie générale et pathologique, la physiologie, la zoologie, la minéralogie, la géognosie, la sidérotechnie, la chirurgie théorique, l'anatomie des régions, l'obstétrique, la médecine opératoire pratique, l'extérieur des animaux domestiques, l'histoire des épizooties, la toxicologie, la médecine légale, l'arithmétique, l'algèbre élémentaire, la géométrie appliquée, la géographie, la rhétorique, la logique, l'histoire, la pathologie générale et spéciale, la clinique, la pharmacie, la matière médicale, l'hygiène, l'éducation des animaux domestiques, la morale, la religion, l'équitation, la musique et enfin l'harmonie. La vie de l'homme, fût-elle dix fois plus longue qu'elle ne l'est, ne suffirait pas à acquérir des connaissances un peu profondes dans toutes ces sciences. Et les élèves de l'Ecole vétérinaire apprennent toute cette encyclopédie en trois ou quatre ans !!! Que les hommes

---

(1) *Almanach royal et officiel*, 1844.

qui savent ce que c'est que les études scientifiques jugent d'après cela ce que peut valoir l'instruction acquise à Cureghem! Aussi les vétérinaires eux-mêmes en parlent-ils(1) d'une manière peu flatteuse pour la direction scientifique de cet établissement.

Pour nous restreindre à ce qui concerne la pharmacie, nous dirons que pour exercer cet art, il ne suffit pas d'apprendre par cœur quelques cahiers, d'exécuter tant bien que mal quelques petites opérations qu'on ne saurait ni expliquer ni comprendre, et que des connaissances aussi superficielles ne sont bonnes qu'à faire des demi-savants, bien plus dangereux que des ignorants, parce que, de plus que ceux-ci, ils ont une présomption qui ne leur permet pas de douter de rien. Et c'est à ces demi-savants qu'on veut confier la préparation des médicaments, quand d'un remède mal préparé peut dépendre la ruine du cultivateur.

On objectera peut-être que la pharmacie vétérinaire est beaucoup plus simple que la pharmacie humaine, que par conséquent elle n'exige pas autant de connaissances ni d'habileté. — C'est une erreur. Les agents thérapeutiques, à l'usage de la médecine humaine, sont presque tous employés par la médecine vétérinaire. Les principes scientifiques, les règles qui président à la préparation des uns, sont également indispensables pour la préparation des autres. La différence n'existe que dans les doses des médicaments et en quelques préparations de luxe dont on ne se sert pas pour les bestiaux. Les vétérinaires, pour préparer convenablement les médicaments qu'ils emploient, devraient donc posséder à peu près autant de connaissances théoriques et pratiques que les pharmaciens.

Pour montrer le peu de cas que le Gouvernement fait des connaissances pharmaceutiques, il suffit de citer la disposition qui accorde

---

(1) *Gazette médicale belge*, du 7 février 1847.

aux maréchaux, dont la plupart n'ont pas reçu la moindre instruction, et qui certainement n'ont pu acquérir même les notions les plus élémentaires sur la pharmacie, le droit de fournir des médicaments. Il suffira qu'ils aient exercé l'art vétérinaire depuis cinq ans, pour qu'ils puissent librement droguer et médicamenter à leur guise le bétail du pauvre cultivateur, réduit à recevoir les médicaments des mains de ces pharmaciens improvisés. Cependant nous ne voulons pas profiter de nos avantages pour frapper l'imagination, en brodant sur ce canevas un tableau effroyable, nous supposerons même que tous les empiriques possèdent en pharmacie autant de connaissances que les meilleurs élèves de Cureghem. Nous ne parlerons donc plus des maréchaux, et en le faisant, nous croyons entrer dans les vues des vétérinaires, qui se trouvent quelque peu embarrassés et humiliés de l'adjonction des confrères de nouvelle espèce que le Gouvernement veut faire entrer dans leur docte corps ; cependant, pour qu'on ne nous croie pas, en ceci, plus généreux que nous ne le sommes, nous nous empressons de déclarer qu'en matière de pharmacie, nous aurions aussi peu de confiance dans le demi-savoir des médecins-vétérinaires, que dans l'ignorance complète des maréchaux empiriques.

En autorisant les vétérinaires à fournir des médicaments, le Gouvernement a eu en vue de permettre aux propriétaires des animaux malades de se procurer des médicaments au plus bas prix possible. Nous n'hésitons pas à dire que le Gouvernement a fait un faux calcul. Il ne s'agit pas tant de procurer aux cultivateurs des médicaments *à bon marché*, on n'a pas besoin pour cela d'avoir recours aux vétérinaires, on n'avait qu'à s'adresser aux colporteurs; mais il importe de leur donner les moyens de se pourvoir de médicaments *de bonne qualité*. On veut épargner le bénéfice du pharmacien, mais ce n'est que pour le donner gratuitement au vétérinaire; même on compte sur ce bénéfice pour améliorer la position de ces artistes.

Il nous semble que, bénéfice pour bénéfice, il importe peu que le cultivateur le paie au vétérinaire, au lieu de le payer au pharmacien.

Où le vétérinaire prendra-t-il ses médicaments composés? le projet du Gouvernement est muet sur ce point. On ne peut s'attendre à ce qu'il les prépare lui-même ; il n'a ni le temps ni les connaissances nécessaires à leur préparation. Il les achètera donc chez les pharmaciens ou il les tirera du commerce. Si le vétérinaire est un homme probe et consciencieux, il s'adressera à un pharmacien, qui certainement ne vendra pas sans un bénéfice raisonnable. Le vétérinaire, à son tour, ne voulant pas y perdre, ajoutera au prix du remède une certaine somme pour son bénéfice, et le cultivateur aura l'avantage de payer fort cher ce qu'il pourrait obtenir à un prix de moitié moins élevé en s'adressant directement à un pharmacien. On veut économiser, et pour cela on fait acheter les médicaments de la deuxième main, au lieu de les faire prendre chez celui qui les prépare lui-même. Singulière économie!

Si au contraire, le vétérinaire est un homme qui ne voit dans l'exercice de sa profession qu'un moyen de gagner le plus d'argent possible, il tirera ses médicaments du commerce. Et quels médicaments, grand Dieu, que ceux du commerce et surtout ceux que le commerce destine aux vétérinaires. Toute drogue de rebut, avariée, surannée, gâtée, leur est réservée ; pour eux, les marchands de drogues ont des poudres qui coûtent moins cher que la substance entière dont on les a fabriquées; de la farine de fenugrec allongée de trois ou quatre fois son poids de recoupette de son ; un mélange de poudre d'ardoises et de graisse, décoré du nom d'onguent mercuriel ; du colcothar ou de la brique pilée tenant lieu de kermès ; de l'aloës de la plus mauvaise qualité qui s'appelle *aloës caballin*, etc., etc. Il est de notoriété publique que ce qu'on vend dans le commerce de la droguerie comme poudre de réglisse pour les vétérinaires, n'est que la raclure de l'épiderme de la racine. Les vétérinaires qui emploient pareille drogue, au lieu de faire prendre aux animaux un médicament émollient d'une saveur douce et sucrée, n'administrent qu'une drogue âcre qui ne peut qu'empirer le mal au lieu de le guérir. Voilà un exemple entre mille du danger qu'il y a à permettre aux vétérinaires d'employer les drogues du commerce, et cet exemple nous l'avons pris parmi les drogues les moins actives; que sera-ce donc quand le remède falsifié sera un de ces médicaments héroïques dont l'action doit être sûre et prompte, si on ne veut que la maladie ne devienne rapidement mortelle.

Aujourd'hui, l'art des falsifications a atteint un degré de perfection inouïe; et cette coupable industrie s'exerce surtout sur les drogues et les médicaments. Découvrir ces adultérations forme un art tout spécial, qui est pour le pharmacien l'objet d'études continuelles; aussi ne voit-on pas de journaux de pharmacie qui ne contiennent, dans chaque numéro, plusieurs annonces de falsifications nouvelles, en indiquant en même temps le moyen de les reconnaître; mais à peine les sophisticateurs voient-ils leurs tromperies dévoilées, que déjà ils ont trouvé des moyens plus habiles, qui cependant finissent par céder à leur tour aux investigations de la science. Mais le vétérinaire, qui ne possède pas les connaissances requises pour discerner le bon du mauvais, prendra, de bonne foi sans doute, les drogues qu'on lui vendra pour bonnes, et, en administrant, avec la même bonne foi, ces drogues falsifiées aux animaux qu'il est appelé à traiter, le traitement médical restera sans résultat, les animaux mourront et le cultivateur se trouvera ruiné; tout cela pour avoir voulu à tout prix éviter l'intervention du pharmacien.

Il paraît que le Gouvernement a pris au sérieux le préjugé populaire concernant les gros bénéfices des pharmaciens, préjugés que les vétérinaires ne se font pas faute d'accréditer. Cette croyance populaire pouvait être fondée autrefois, lorsque la polypharmacie était en honneur, et que le nombre des pharmaciens était limité d'après le chiffre de la population ; aujourd'hui, au contraire, que la science a élagué du domaine de la thérapeutique des centaines de drogues à vertus nulles ou douteuses, et les compositions hétéroclites en si grande vénération parmi les médecins des siècles précédents ; aujourd'hui qu'une concurrence excessive ne permet plus aux pharmaciens de trouver dans l'exercice de leur profession des moyens d'existence, les bénéfices sont devenus si minimes, que l'on est fondé à dire qu'il n'y a pas de savant, de commerçant, d'industriel, ni même peut-être d'artisan dont les services soient moins remunérés que ceux que les pharmaciens rendent à la société, qu'il n'y a pas de profession dont les sacrifices, les charges soient moins compensés. En présence de cette excessive concurrence, on ne doit donc pas craindre que les médicaments fournis par les pharmaciens seront payés à un prix trop élevé; et qu'en raison des fortes doses auxquels les remèdes vétérinaires sont administrés, ils coûteront aux propriétaires huit ou dix fois plus que les médicaments destinés à l'homme. Le prix de revient, plus un bénéfice médiocre, trop médiocre même, voilà ce que le pharmacien comptera pour de *bons* médicaments : nous avons vu ce qu'ils coûteront lorsqu'ils seront fournis par l'artiste vétérinaire. Quant aux drogues que le commerce destine aux vétérinaires, celles-là sans doute pourront être livrées à bas prix, mais nous espérons bien que dans tout le pays, il ne se trouvera pas de pharmacien assez peu scrupuleux pour vendre de pareilles saletés.

Dans l'intérêt de l'humanité et de la morale, les législateurs de tous les temps, de tous les pays, entre autres les auteurs de la loi du 12 mars 1818, ont senti la nécessité d'établir en principe la séparation de la médecine et de la pharmacie, et de défendre sous des peines sévères tout contrat entre les pharmaciens et les médecins, tendant à procurer à ceux-ci quelque profit dans la vente des médicaments. Le législateur a senti que si celui qui prescrit a un intérêt dans la fourniture du médicament et surtout lorsqu'il le vend lui-même, il sera tenté d'en prescrire plus que la maladie n'en réclame; il a compris qu'il est nécessaire que le médecin et le pharmacien se contrôlent l'un l'autre, si on veut prévenir les erreurs et les abus de toute espèce auxquels, sans ce contrôle, l'un et l'autre pourraient se livrer. En effet, n'est-il pas évident que les erreurs que le vétérinaire pourrait commettre, relativement aux doses des médicaments ou à l'association de substances incompatibles, n'étant pas rectifiées par un homme compétent, la vie des animaux se trouvera souvent en péril, par suite des erreurs ou des inadvertances auxquels ces praticiens sont sujets tout comme les autres mortels. N'est-il pas à craindre que si le vétérinaire gagne sur la prescription et sur le médicament, il ne soit sans cesse tenté de prescrire sans nécessité des médicaments à profusion, pour accroître, autant que possible, le chiffre de ses bénéfices. Nous ne voulons accuser personne; nous laissons le Gouvernement et les Chambres juges de la possibilité et de la probabilité d'un abus aussi préjudiciable aux intérêts de l'agriculture, et de la nécessité de prendre des mesures pour le prévenir.

Un autre abus dont nous devons signaler la possibilité, c'est celui qui consisterait à faire servir les pharmacies vétérinaires à la préparation des remèdes destinés à l'homme. Nous avons dit ci-dessus que presque tous les médicaments employés par la médecine humaine le sont aussi par la médecine vétérinaire; or, nous le demandons à tout homme impartial, peut-on raisonnablement admettre que le vétérinaire, lorsqu'il sera malade, fera acheter chez un pharmacien les médicaments que le médecin lui aura prescrits, alors qu'il possède lui-même ces médicaments dans son officine; s'adressera-t-il au pharmacien pour les médicaments destinés à son épouse, à ses enfants, aux personnes de sa famille; n'en délivrera-t-il pas à ses amis, à ses connaissances et à tous ceux qui ne redoutent pas les médicaments à bon marché, lorsqu'il croira pouvoir le faire impunément? N'est-il pas à craindre que les officines des vétérinaires ne finissent par se transformer en pharmacies clandestines, où on préparera peut-être autant de médicaments pour les hommes que pour les bestiaux, ce qui non seulement porterait le plus grand préjudice aux intérêts des pharmaciens, mais exposerait les malades aux plus graves dangers?

Nous ne savons s'il est nécessaire de répondre encore une fois à une objection déjà cent fois réfutée, et dont nous pourrions laisser l'appréciation au bon sens du législateur; cependant, comme nous ne voulons laisser sans réponse aucun des arguments que les vétérinaires ont fait valoir pour se maintenir dans leur usurpation des droits des pharmaciens, nous en toucherons quelques mots :

Les vétérinaires prétendent que, dans les cas pressants, il s'écoulerait un temps trop long avant qu'on eût fait préparer chez un pharmacien les médicaments destinés à être administrés à l'animal souffrant. Pour donner quelque apparence de vérité à cette objection, ils ont besoin de supposer que l'officine du pharmacien est éloignée de plusieurs lieues du domicile du propriétaire, tandis que leur pharmacie, à eux, se trouve toujours à proximité; que même ils portent avec eux les médicaments dont ils ont besoin. Quel est l'homme assez dénué de raison pour admettre que les vétérinaires, qui en sortant de chez eux ne savent pas de quelle maladie est atteint l'animal qu'ils vont visiter, promènent leur pharmacie à travers champs et portent en poche les médicaments nécessaires pour parer à toute éventualité. Cela n'est pas, car cela serait aussi impossible que ridicule. Non, le vétérinaire fait sa tournée, prescrit un remède et ne le prépare que lorsqu'il a terminé sa course, qui souvent s'étend à plusieurs lieues à la ronde, par conséquent plusieurs heures après qu'il l'a prescrit. Si la maladie est trop grave pour permettre d'attendre le retour de l'artiste, c'est une personne de sa famille, sa femme, son domestique, sa servante qui confectionne le remède; et c'est à ces personnes, dénuées de toute connaissance pharmaceutique et médicale, que se trouve confié le maniement des poisons les plus violents.

Le pharmacien, au contraire, habite les centres de population, toujours dans la partie la plus habitée des communes; tenant officine ouverte, son intérêt lui en fait une loi. Obligé de surveiller constamment sa pharmacie, il se trouve toujours chez lui. Il se trouve donc dans la condition la plus favorable pour assurer aux propriétaires la préparation prompte et rationnelle des médicaments nécessaires à leurs bestiaux.

Les vétérinaires ont prétendu que les pharmaciens ne pouvaient préparer les médicaments destinés aux animaux domestiques, puisqu'ils ne connaissent pas la formule d'après laquelle ces remèdes doivent être composés. Cette objection n'est pas sérieuse. Les pharmacopées vétérinaires sont assez répandues pour que les pharmaciens puissent les connaître. D'ailleurs, puisque le Gouvernement veut sérieusement doter l'hippiatrique d'une organisation régulière, il faudra qu'il fasse rédiger une pharmacopée vétérinaire, suivant laquelle les médicaments destinés aux animaux devront être préparés dans tout le royaume.

Voici un des arguments que les vétérinaires ont fait valoir, dans la pétition qu'ils ont adressée à M. le ministre de l'intérieur en 1843, et sur lequel ils paraissent compter le plus : Les médecins vétérinaires, disent-ils, emploient certains poisons à haute dose; mais dans ce cas ils administrent eux-mêmes le remède, afin de ne pas laisser ces substances entre les mains du premier venu.

Nous répondrons que les vétérinaires n'administrent pas eux-mêmes les remèdes vénéneux, parfois ils le font une première fois, mais ils laissent le médicament aux propriétaires, qui continuent le traitement conformément aux instructions que les vétérinaires leur ont données. Nous ajouterons qu'il y a moyen de donner toute garantie à leur sollicitude pour la sécurité publique. Le pharmacien pourrait adresser au propriétaire le médicament dûment cacheté, en laissant le vétérinaire maître de l'appliquer lui-même aussi souvent qu'il le jugera nécessaire, et de recacheter chaque fois le pot ou la bouteille qui contient la substance vénéneuse. Si les médecins vétérinaires ne se rallient pas à cette proposition, c'est que la sécurité publique n'est qu'un prétexte, et que leur unique mobile est l'intérêt pécuniaire qu'ils trouvent dans la fourniture des médicaments.

Le projet du Gouvernement ferait naître des dangers graves auxquels on n'a peut-être pas assez réfléchi, et qui consistent dans la multiplication des pharmacies, qui rendrait d'autant plus difficile la surveillance de la vente des poisons. Si de nos jours les empoisonnements sont devenus si fréquents, c'est en grande partie à la facilité avec laquelle on parvient à se procurer les substances vénéneuses, que ce résultat déplorable doit être attribué. Or, comme la plupart des médicaments possèdent des propriétés toxiques, les pharmacies, tant celles des vétérinaires que les autres, doivent être considérées comme de véritables dépôts de poisons. Le pharmacien, qui connaît parfaitement la nature, la composition et les propriétés de ces substances, qui est tenu par son devoir et par son serment de se conformer aux précautions et aux formalités minutieuses que prescrit la loi dans l'intérêt de la sécurité publique, qui est constamment surveillé par les commissions médicales, est de tous les hommes de l'art celui entre les mains duquel la conservation et le débit des poisons présente le moins de dangers. Et néanmoins nous pensons que le législateur ne saurait prendre assez de mesures de précaution pour prévenir la perpétration des crimes qui, dans un pays voisin, sont devenus aujourd'hui plus nombreux peut-être qu'ils ne l'étaient du temps des Voisin et des Brinvilliers. Il nous paraît donc qu'il serait imprudent d'augmenter de plusieurs centaines le nombre des dépôts de poison, comme propose de le faire le projet de loi, parce que la surveillance active que les commissions médicales doivent exercer sur ces établissements, sera d'autant plus difficile que ces pharmacies se trouveront en plus grand nombre répandues sur toute la surface du pays. C'est ce qu'a parfaitement senti le Gouvernement français. Une commission, nommée par arrêté de M. le ministre de l'agriculture et du commerce, composée des savants et des administrateurs les plus distingués de France, et qui comptait parmi ses membres l'honorable M. Yvart, inspecteur-général des écoles vétérinaires, fut chargée de proposer les moyens de régler la vente de l'arsenic et autres substances vénéneuses. C'est conformément aux propositions de cette commission, qu'ont été rendues la loi du 1er juillet 1845 et l'ordonnance royale du 29 octobre dernier, qui défend *à tout autre qu'aux pharmaciens* de vendre les substances vénéneuses destinées à l'usage médical. (1) La liste des poisons, annexée à cette ordonnance, contient les agents thérapeutiques les plus héroïques et les plus actifs, sans lesquels il est impossible d'exercer la pharmacie d'une manière rationnelle. Il en résulte que la vente des médicaments est interdite de fait aux vétérinaires, à moins cependant que ceux-ci n'adoptent un système de médication qui se bornerait à l'emploi de quelques substances inertes ou peu actives. Cette ordonnance répond à un vœu exprimé par le congrès médical de France, réuni à Paris au mois de novembre 1845, et auquel plu-

---

(1) Il en est de même en Prusse.

sieurs milliers de médecins, de pharmaciens et de vétérinaires ont adhéré. Ce congrès, dans lequel les droits et les attributions des différentes professions médicales ont été discutés à fond, par les hommes les plus distingués venus de tous les points de la France, a demandé qu'il fût défendu aux vétérinaires de vendre des médicaments.

Ce n'est pas seulement en France que la fourniture des médicaments est défendue aux vétérinaires. En Allemagne, dans les royaumes de Saxe et de Wurtemberg, la même prohibition existe depuis longtemps. En Belgique, l'Académie de médecine, le Corps médical de Bruxelles et celui de la province d'Anvers, ont émis le vœu qu'une disposition semblable fût *formellement* inscrite dans notre code médical.

Peut-être opposera-t-on à ces autorités l'avis des conseils provinciaux, dont la majorité n'a fait aucune objection contre la vente des médicaments par les vétérinaires. On voudra bien nous permettre de révoquer en doute la compétence des conseils provinciaux, pour décider une question de législation médico-pharmaceutique et se prononcer, en connaissance de cause, sur les avantages ou les inconvénients qui peuvent résulter de la fourniture des remèdes par les vétérinaires. La plupart des conseils ont voté, sans se douter des intérêts graves qui se trouvaient engagés dans le débat. Tel a été le cas pour le conseil de la province d'Anvers. Plusieurs de ses membres, auxquels nous avions fait sentir les conséquences du vote qu'ils avaient émis, nous ont déclaré que s'ils avaient connu les raisons que nous venions de leur exposer, ils se seraient fait un devoir de voter contre le projet du Gouvernement. Comme il est probable que ce qui a eu lieu à Anvers, s'est également présenté dans d'autres provinces, on doit regarder les avis des conseils provinciaux comme des opinions émises, sans connaissance de cause, par des personnes incompétentes.

Nous espérons que la législature, mieux éclairée et appréciant les motifs que nous avons indiqués, refusera de donner son assentiment à l'article 32 du projet de loi sur l'exercice de la médecine vétérinaire, et qu'elle ne voudra pas dépouiller la pharmacie, qui déjà se trouve réduite à l'état le plus déplorable, du peu de droits que la loi de 1818 ne lui a pas enlevés.

Nous ne demandons pas toutefois que partout il soit défendu aux vétérinaires de fournir des médicaments ; nous ne demandons que ce qui est juste, possible et rationnel : nous convenons que dans les endroits éloignés de toute pharmacie, on ne peut raisonnablement forcer les propriétaires à envoyer chercher à plusieurs lieues de distance les médicaments nécessaires à la guérison de leurs bestiaux. Nous admettons donc volontiers que là, les vétérinaires soient autorisés à fournir eux-mêmes les médicaments qu'ils prescrivent ; ce sera un mal et un grand mal sans doute, mais un mal qu'il serait impossible de prévenir, sans compromettre dans quelques cas les intérêts des agriculteurs, mais nous demandons qu'à la distance d'une lieue, autour de toute officine de pharmacien, légalement établie, il soit défendu aux vétérinaires de fournir des médicaments.

Anvers le 10 février 1847.

Le Secrétaire-général,
J. H. I. Pypers.

Le Président,
H. F. Siroux.

www.ingramcontent.com/pod-product-compliance
Ingram Content Group UK Ltd.
Pitfield, Milton Keynes, MK11 3LW, UK
UKHW022155260726
13993UKWH00005B/2376

9 782329 611983